O GUIA DO LARINGECTOMIZADO PARA A PANDEMIA DE COVID-19

Itzhak Brook, M.D., M.Sc.

Tradução (Português brasileiro): Elizabeth de Oliveira Costa

Revisão técnica: José Guilherme Vartanian, MD, PhD; Rui Imamura, MD, PhD; Gabriela Torrejano, SLT, BSc; Pedro Pestana, SLT, PhD, Jaqueline Carmona, SLT, Linguista, BSc.

Adaptação para Português Europeu: Gabriela Torrejano, SLT, BSc; Pedro Pestana, SLT, PhD, Jaqueline Carmona, SLT, Linguista, BSc

ISBN: 978-1-716-43902-5

SUMÁRIO

Dedicatória

Este guia é dedicado aos meus colegas laringectomizados e seus cuidadores por sua coragem e perseverança.

Aviso Legal

O doutor Brook não é um especialista em otorrinolaringologia nem em cirurgia de cabeça e pescoço. **Este guia não substitui os cuidados médicos de profissionais da saúde.**

Introdução

A pandemia de Coronavírus (COVID-19) apresenta muitos desafios médicos, sociais e psicológicos para laringectomizados e seus especialistas médicos. O Guia do Laringectomizado para a Pandemia de COVID-19 fornece informações para ajudar laringectomizados e respiradores por traqueostoma a lidar com a pandemia. Ele contém informações sobre como se prevenir de infecções e lidar com múltiplas questões, de depressão e isolamento social, a fibroses, linfedemas, problemas na mucosa e vazamentos na prótese vocal. Este guia também sugere formas de lidar com a dilatação esofágica e hospitalização, bem como maneiras de se manter em forma e ter uma boa alimentação.

Informações adicionais sobre cuidados com laringectomizados podem ser encontradas em "O Guia do Laringectomizado" (disponível gratuitamente em formato eBook para Kindle no site Amazon, vide página https://amzn.to/33OWJM7 ou http://www.gbcp.org.br/Guia_Do_Laringectomizado.pdf). Informações similares estão disponíveis no website "My Voice" (https://dribrook.blogspot.com/). O guia e o site contém informações sobre os efeitos colaterais da radioterapia e quimioterapia; os métodos de fala após a laringectomia; como cuidar da via aérea, estoma, filtro de troca de calor e umidade/ humidade e prótese vocal. Além disso, abordam questões de alimentação e deglutição, preocupações médicas, dentárias e psicológicas, respiração e anestesia e como viajar sendo um laringectomizado.

As informações e conselhos dados no Guia do Laringectomizado para a Pandemia de COVID-19 são baseados nas recomendações e conhecimentos disponíveis no momento de preparação do guia em 1º de junho de 2020. A informação e conhecimento sobre como se prevenir e como lidar com COVID-19 estão em crescimento e evolução constantes. Uma vez que as recomendações para a prevenção e tratamento de COVID-19 podem mudar, é importante seguir as atualizações da Secretaria da Saúde local (em Portugal, Direção Geral da Saúde) e consultar profissionais da saúde.

Embora este guia não seja um substituto do cuidado médico profissional, ele pode ser útil para laringectomizados e seus cuidadores, auxiliando na superação dos desafios trazidos pela pandemia de COVID-19.

Ao longo deste documento texto irá aparecer a referência a termos da Língua Portuguesa falada no Brasil, seguido do termo correspondente empregue na Europa, por exemplo, fumantes/ fumador, devido às diferenças semânticas.

Capítulo 1

Prevenção e proteção de respiradores por traqueostoma (incluindo laringectomizados) e pacientes com câncer contra COVID-19

Prevenção contra infecção pelo coronavírus para respiradores por traqueostoma (incluindo laringectomizados)

A maioria dos indivíduos passa por menos "resfriados"/constipações após a laringectomia. Acredita-se que isto ocorra porque vírus respiratórios geralmente infectam o nariz antes de se espalhar por outras partes do corpo (incluindo os pulmões). Por não respirarem pelo nariz, este modo de transmissão é raro em laringectomizados.

Entretanto, todos os vírus respiratórios, inclusive COVID-19, podem ter acesso ao corpo por meio do nariz, da boca, da conjuntiva ou do estoma (em respiradores por traqueostoma) depois que eles tenham sido inalados ou introduzidos por um objeto contaminado, ou mão contaminada. Portanto, é prudente que laringectomizados sejam ainda mais vigilantes ao se protegerem.

Laringectomizados também têm maior risco de apresentar complicações ao contrair COVID-19 devido a outras comorbidades/ comorbilidades médicas comumente associadas (por exemplo, doença pulmonar crônica, doença vascular periférica, doenças cardíacas, doença cerebrovascular, diabetes, histórico preexistente de câncer), e a propensão ao colapso completo ou parcial do pulmão ou lóbulo pulmonar (atelectasia) devido à falta de resistência das vias aéreas superiores. Além disso, devido a muitos laringectomizados já terem sido fumantes/ fumadores, eles também estão mais propensos a infecções agudas em consequência de uma função mucociliar prejudicada e de irritação da mucosa pela inspiração de ar frio e seco.

As informações e conhecimentos sobre como se prevenir e como lidar com COVID-19 estão em crescimento e evolução constantes. Uma vez que as recomendações para a prevenção e tratamento de COVID-19 podem mudar, é importante seguir as atualizações da Secretaria da Saúde local (em Portugal, Direção Geral da Saúde) e consultar profissionais da saúde.

Se alguém em contato próximo com laringectomizados for exposto ou infectado por COVID-19, ela ou ele deve se auto isolar e evitar qualquer contato com o respirador por traqueostoma. É importante que laringectomizados protejam a si mesmos, e a outros com quem convivem, contra a COVID-19. Por causa do risco aumentado de aerossolização pelo estoma traqueal, o potencial de se tornarem "supertransmissores" torna necessário que pacientes de laringectomia total mantenham o estoma constantemente coberto quando estiverem em público. A melhor forma de proteção contra a aerossolização e inalação de partículas virais é cobrindo o estoma com um Permutador de Calor e Umidade/ Humidade (HME) que inclua um filtro bacteriano e/ou viral. Muitos pacientes preferem usar cânulas de traqueostomia, porém durante esta pandemia, um HME fixo ao estoma por um disco de base autoaderente constitui uma vedação que forçará todo o ar a passar pelo HME, então minimizando o processo de aerossolização. Se um paciente não conseguir obter boa vedação com o disco de base autoaderente onde acoplaria o HME, ele pode utilizar cânulas de laringectomia que sejam compatíveis com o filtro HME.

Laringectomizados podem proteger a si e a outros tomando as seguintes medidas:

- Utilizar um filtro respiratório (HME) ininterruptamente, principalmente quando estiver na presença de outras pessoas. Um HME com maior capacidade de filtração teria um melhor desempenho em reduzir o risco de inalar o vírus (Provox Micron™, por exemplo) (**Figura 1**). O permutador *Provox Micron* possui filtro eletrostático, taxa de filtração de $\geq 99.9\%$ e sua vedação impede contato direto dos dedos com o estoma ao falar. Utilizá-lo também protege outros indivíduos caso o laringectomizado seja infectado. Ele possui atividade máxima durante as primeiras 24 horas de uso. O adaptador para *Provox HME Cassette* permite o uso de um cassette Provox HME em qualquer cânula de traqueostomia com conector ISO de 15 mm. Traqueostomizados podem se proteger por meio do HME *ProTrach XtraCare*.

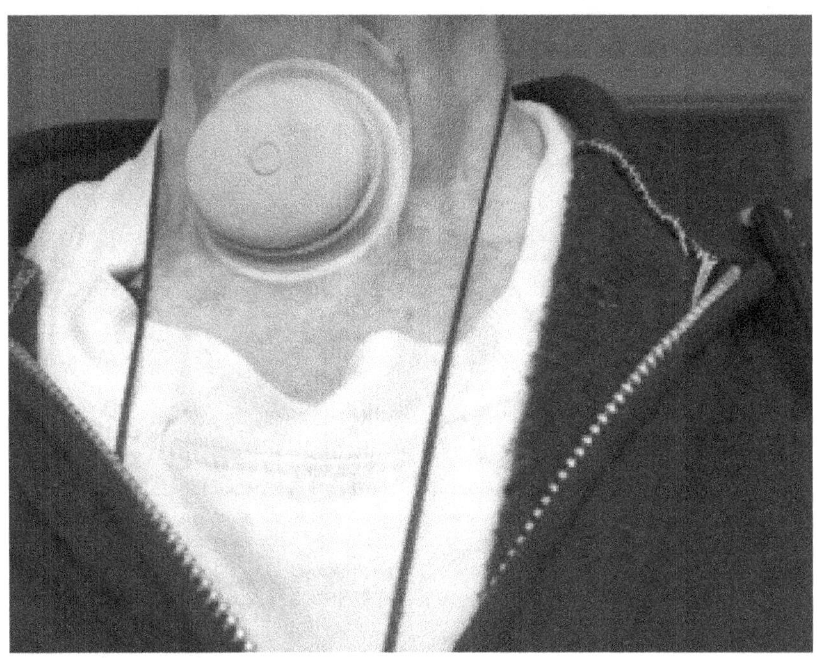

Figura 1: Provox Micron

- Utilizar válvula de mãos livres (Provox *Hand's free*), que permite falar sem ocluir manualmente o estoma naqueles que usam fala traqueoesofágica. Aqueles que utilizam o HME comum devem lavar as mãos antes e após tocá-lo.

- Utilizar uma máscara cirúrgica, gola alta 100% algodão, acessórios, lenços protetores ou "babadores"/"babetes" sobre o estoma. No caso da máscara, o paciente deve prender os cordões superiores da máscara ao redor do pescoço, usar um cordão de extensão extra para ligar os cordões inferiores da máscara passando por baixo dos braços, e amarrá-los às costas (**Figuras 2-4**).

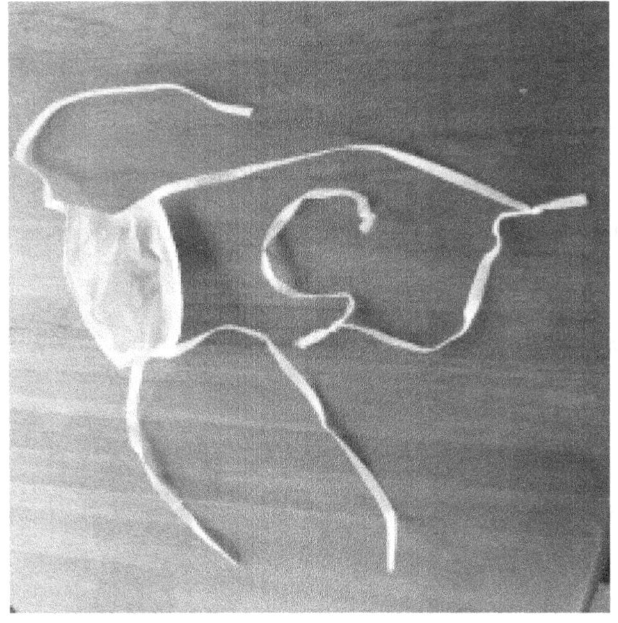

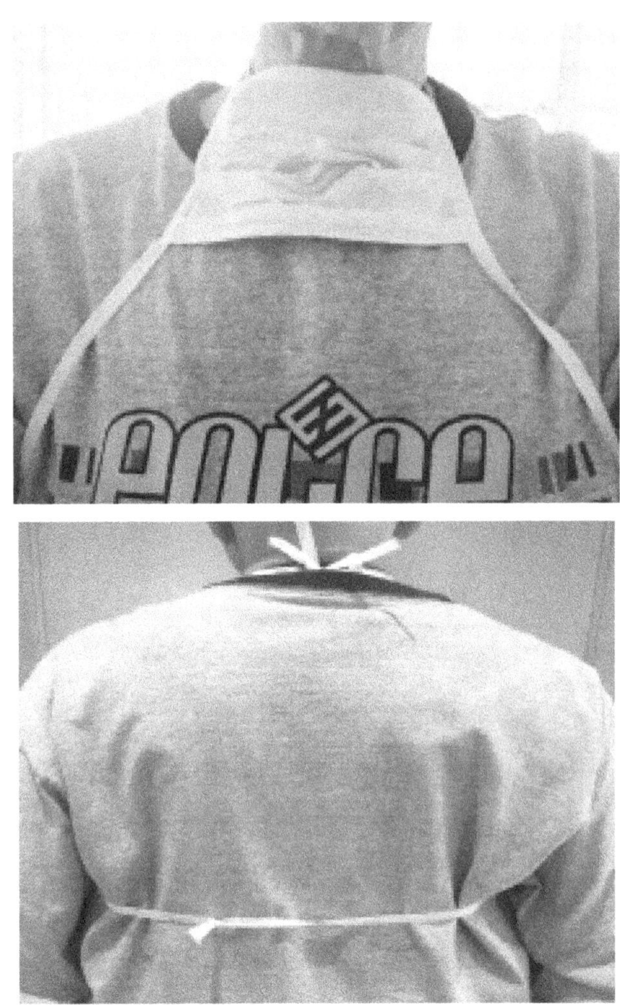

Figuras 2-4: Uso de uma máscara modificada por cima do estoma

- Utilizar uma máscara cirúrgica adicional sobre o nariz e a boca e óculos de proteção ou escudo facial/ viseira (**Figuras 5, 6**). Isto pode impedir o vírus de entrar no corpo por meio desses locais ou se espalhar quando contatamos com pessoas infectadas. Se utilizada corretamente, uma máscara cirúrgica pode ajudar a bloquear gotículas de partículas grandes, respingos, borrifos ou esguichos que possam conter micro-organismos (vírus e bactérias) (**Figuras 5, 6**). Usar uma máscara sobre o estoma e no rosto também é útil para prevenir que laringectomizados toquem estes locais com as mãos não-higienizadas. Caso ocorra um contato acidental das mãos com a parte externa da máscara, recomenda-se higienizar as mãos imediatamente.

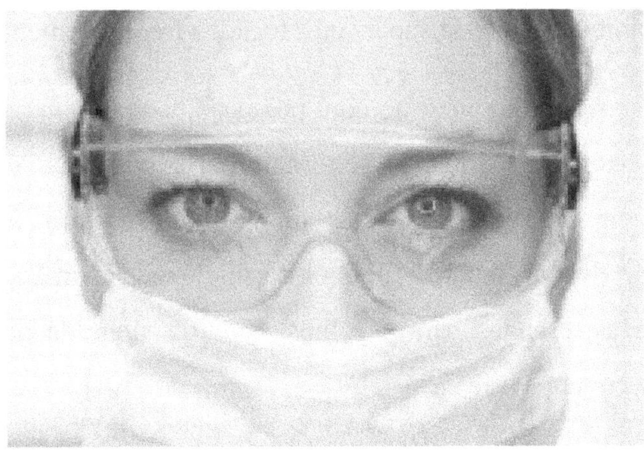

Figura 5: Utilização de máscara cirúrgica sobre o nariz e a boca, e óculos de proteção

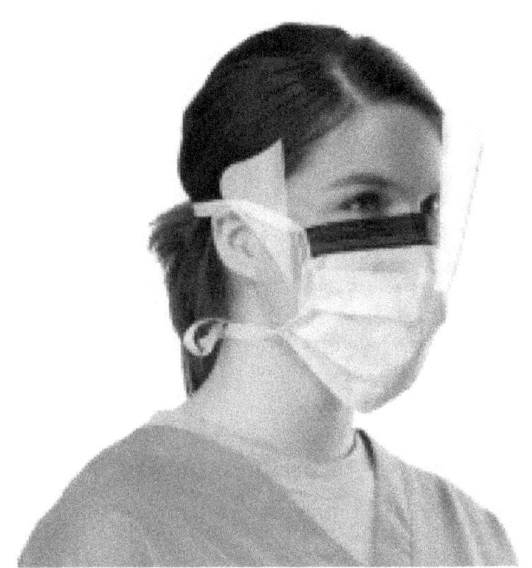

Figura 6: Utilização de escudo facial/ viseira e máscara cirúrgica

- Lavar as mãos com frequência com água e sabão por pelo menos 20 segundos. Caso não haja sabão disponível, a higienização pode ser feita com álcool gel cuja composição seja pelo menos 60% álcool. Higienizar as mãos é especialmente importante antes de manipular o estoma, de tocar o HME e durante o uso de fala traqueoesofágica.

- Evitar tocar o estoma, HME, olhos, nariz, e boca antes de higienizar as mãos. É útil criar o hábito de usar a mão não-dominante para tocar no estoma e a mão dominante para outras atividades (utilizada, por exemplo, para tocar numa maçaneta).

- Evitar contato próximo com pessoas doentes e lugares públicos cheios.

13

- Limpar e desinfetar objetos e superfícies tocados frequentemente.

- Aqueles que têm contato próximo com pessoas que respiram por um traqueostoma podem expô-los ao vírus quando se tornam portadores assintomáticos ou quando infectados com COVID-19. Estes indivíduos, assim como pessoas com traqueostoma, devem manter meticulosa higiene das mãos e usar máscaras cirúrgicas, luvas, escudos para os olhos, e outros itens de proteção sempre que estiverem em contato entre si.

Informações sobre máscaras para respiradores por traqueostoma

O CDC (Centros de Controle e Prevenção de Doenças nos Estados Unidos) recomenda o uso de uma cobertura facial (como máscara) em lugares públicos onde medidas de distanciamento social sejam difíceis de manter (por exemplo em mercados e farmácias), principalmente em áreas com níveis significativos de transmissão comunitária. Apesar de respiradores por traqueostoma (laringectomizados e aqueles que passaram por traqueostomia) respirarem pelo estoma, é recomendado que eles usem uma máscara no rosto.

Conforme mencionado acima, além da proteção de nariz e boca pelo uso de máscaras, é recomendado que pessoas com traqueostomas, incluindo laringectomizados, cubram seu estoma (mesmo quando usam um HME) com uma máscara cirúrgica, e, se esta não estiver disponível, com uma proteção feita de pano / tecido macio.

Evidências atuais sugerem que é mais difícil transmitir COVID-19 por meio de superfícies macias, como máscaras de tecido ou panos (o vírus sobrevive por 24 horas) em comparação a superfícies duras como maçanetas, botões de elevador, mesas, talheres, copos de vidro etc., onde ele consegue sobreviver por 3-4 dias. Além disso, máscaras de tecido e panos de alguém com COVID-19 podem ser lavados em água quente junto com máscaras e panos do restante da família, visto que a temperatura é alta o suficiente para destruir o vírus.

Já a máscara cirúrgica é descartável e não deve ser lavada. Se usada corretamente, a máscara cirúrgica pode ajudar a bloquear gotículas de partículas grandes, respingos, borrifos ou esguichos que possam conter germes (vírus e bactérias). Máscaras cirúrgicas também ajudam a reduzir a exposição das secreções respiratórias do usuário a outras pessoas.

Mesmo que uma máscara cirúrgica possa ser eficiente em bloquear respingos e gotículas de partículas grandes, ela não filtra ou bloqueia bem partículas muito pequenas (aerossóis) presentes no ar que possam ser produzidas por eventos geradores de aerossol, como tosse ou espirros. Esta proteção é conferida pelas máscaras N95. Em uma meta-análise recente de estudos em pacientes com SARS, MERS e COVID-19, Chu *et al.* demonstraram superioridade da máscara N95 em relação à máscara cirúrgica para evitar infecção em ambientes hospitalares e de cuidados à saúde. Proteção adicional foi conferida pelo uso de proteção ocular. Contudo, é importante notar que o uso de uma máscara N95 e proteção ocular (**Figura 7**) pode não ser 100% eficiente em evitar a transmissão de COVID-19.

Nota de rodapé: O texto abaixo (traduzido) foi removido nesta versão em Português, devido a conhecimentos que se tornaram disponíveis após a publicação da versão deste documento em Inglês. "Duas meta-análises recentes, por Smith *et al.*, e Long *et al.*, falharam em demonstrar que máscaras N95 sejam superiores a máscaras cirúrgicas comuns na prevenção de influenza."

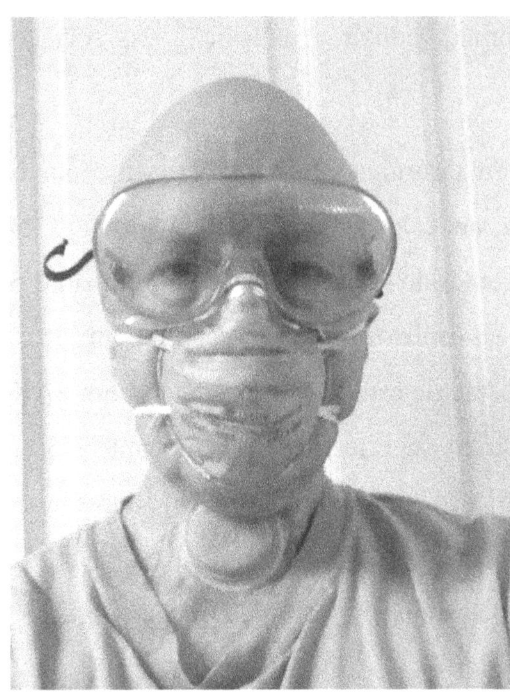

Figura 7: Proteção usando Provox Micron, máscara N95 e óculos de proteção.

Uma máscara N95 (o "N" se refere a não eficaz contra materiais oleosos, o "95" significa filtração de 95% das partículas não-oleosas que são transportadas pelo ar, e "máscara" significa um equipamento que protege contra a inalação de partículas prejudiciais à saúde) funciona por meio de constituir uma barreira física e eletrostática contra partículas que carreguem o vírus SARS-CoV-2 (**Figura 8**). Elas têm 95% de eficácia de filtração de partículas maiores que 0,3 mícrons. Embora as partículas virais em si sejam menores que 0,2 mícrons, elas são carregadas por gotículas muito maiores de água, muco e saliva. Devido ao fato de que os poros de respiradores têm tamanho aproximado de 1 mícron, o componente eletrostático da filtração é muito importante para promover proteção.

A camada exterior da máscara N95 é feita de um material resistente a fluidos, impedindo a entrada de umidade/ humidade, e a camada interior é feita de tecido sintético. Ao ser lavada com água e sabão, ela perde muito de sua eficácia. Apesar da máscara N95 ser geralmente descartável, devido à sua escassez, sua reutilização limitada tem sido permitida pelas agências de saúde do mundo todo. Nestes casos, a descontaminação da máscara por exposição a luz UV, a vapor de H_2O_2, assim como a calor úmido/ húmido, destrói o vírus sem causar dano ao tecido sintético e permite reúso sem diminuir a eficácia.

Os equivalentes à máscara N95 americana são as máscaras FFP2 em Portugal e PFF2 no Brasil, que filtram 94% das partículas transportadas pelo ar.

Se uma máscara é reutilizada, deve-se tomar muito cuidado ao removê-la sem tocar sua superfície, e por consequência contaminá-la. Ajuste apropriado é necessário, verificando-se a vedação adequada em cada uso, com manobras de inspiração ou expiração para avaliar vazamentos/fugas de ar , conforme orientação do fabricante. Além disso, cada pessoa precisa fazer um teste de ajuste para saber se o tamanho, desenho ou modelo da máscara é adequado. Este teste é geralmente feito por meio de borrifar sacarina sobre a superfície da máscara; se uma pessoa conseguir inalar e sentir o gosto da sacarina, isto significa que a máscara não está de acordo com as normas. Se alguém consegue sentir o cheiro de cebola, alho ou álcool no hálito de outra pessoa, a máscara não apresenta uma vedação adequada.

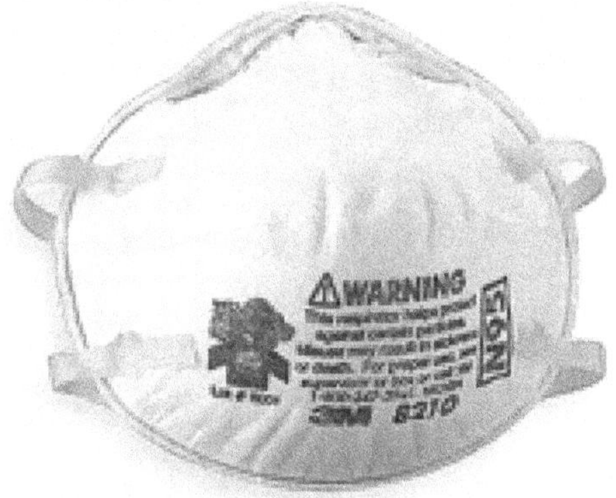

Figura 8: Máscara N95

Barba ou pelos faciais interferem na eficácia de máscaras N95

Garantir a vedação das máscaras N95 ou das equivalentes: FFP2 (Europa) ou PFF2 (Brasil) é uma parte vital das práticas de proteção respiratória. Pelos faciais na área de vedação da máscara, como barbas, costeletas /patilhas ou alguns bigodes, irão interferir em máscaras que necessitem de ajuste apertado para a vedação atingir a proteção máxima (**Figura 9**). Gases, vapores e partículas virais seguirão pelo caminho de menor resistência e contornarão a parte da máscara que prende ou filtra partículas que apresentam risco. Isso pode permitir que o vírus COVID-19 acesse o trato respiratório. Portanto, é recomendado que todos indivíduos, incluindo respiradores por traqueostoma, removam pelos faciais antes de usar uma máscara N95. Barbear-se pode ser um desafio para aqueles que tenham passado por dissecção radical do pescoço devido à falta de sensibilidade no rosto. Usar barbeadores elétricos permite remover os pelos de maneira segura, sem ferir a pele.

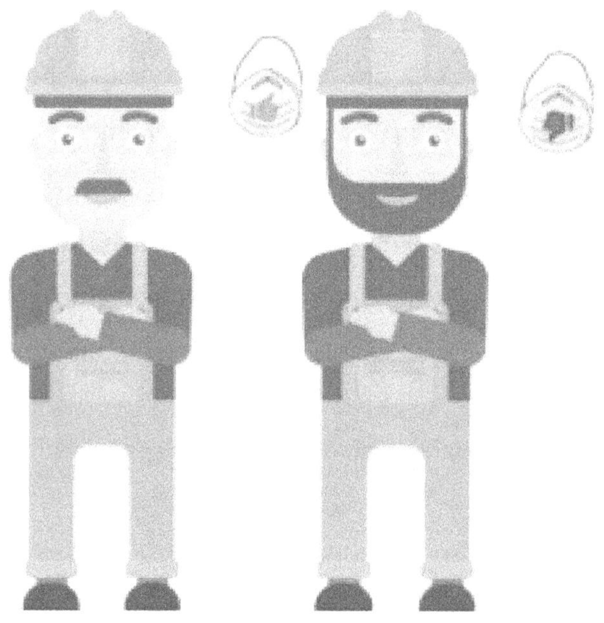

Figura 9: Pelos faciais e máscaras cirúrgicas

Proteção de pacientes imunocomprometidos contra COVID-19

Adultos mais velhos, pessoas com condições médicas pré-existentes graves como doenças do coração, pulmão ou diabetes, e indivíduos imunocomprometidos, parecem correr maior risco de desenvolver complicações sérias ao contrair COVID-19. Quanto maior for o número de fatores de risco, maior será o risco em si.

Exemplos de pessoas com sistema imunológico enfraquecido são aquelas portadoras de HIV/AIDS (HIV/SIDA), câncer e pacientes de transplantes que estejam tomando certas medicações imunossupressoras, e aqueles que tenham doenças hereditárias que afetam o sistema imunológico.

Indivíduos que tenham câncer, incluindo de cabeça e pescoço, correm maiores riscos de infecção por COVID-19 que seja séria e   de ameaça à vida quando as seguintes condições estão presentes:

- Idade superior a 55 anos
- Doença pulmonar preexistente
- Doença renal ou doença renal crônica
- Hipertensão e/ou doença cardiovascular
- Diabetes
- Imunossupressão: tratamento crônico de prednisona (>20 mg/dia), biológicos, transplante, quimioterapia e HIV. O risco de desenvolver a forma severa da doença pode depender do nível de supressão do sistema imunológico.

Estas pessoas, assim como as que estão em contato próximo com elas, devem ser extremamente vigilantes ao seguir as instruções do governo local. É recomendado que elas se isolem, fiquem em casa e evitem qualquer contato. Mais informações nos sites:

- https://coronavirus.saude.gov.br/
- https://www.cdc.gov/coronavirus/2019-ncov/index.html
- https://covid19.min-saude.pt/
- https://covid19estamoson.gov.pt/

É recomendado contatar seu médico (ou a linha SNS24, no caso de Portugal) para receber orientações e caso fique doente.

Lidar com a pandemia de COVID-19 como paciente de câncer de cabeça e pescoço

A pandemia global de COVID-19 é particularmente estressante para aqueles que estão passando por tratamento para câncer de cabeça e pescoço, seus cuidadores, e sobreviventes de câncer.

Por causa do número crescente de pacientes com infecções por COVID-19, muitos sistemas de saúde adotaram estratégias para oferecer cuidados seguros para pacientes não infectados por COVID-19, enquanto reduziam o risco de transmissão da infecção para outros pacientes e equipe médica. As considerações adicionais incluem a disponibilidade limitada de salas de operação e leitos, além da escassez de equipamento de proteção individual necessário para fornecer condições seguras e higiênicas.

Abaixo estão brevemente descritas, em linhas gerais, algumas das mudanças preparadas pela Head and Neck Cancer Alliance para o futuro próximo (modificadas).

Pessoas passando por tratamento ativo (especialmente quimioterapia) correm maior risco de contrair uma infecção. É muito importante que estes pacientes e os que estão em contato próximo sigam as instruções do governo local:

- Lavar as mãos com água e sabão com frequência, por 20 segundos, incluindo os pulsos.
- Na impossibilidade de lavar as mãos, utilizar álcool gel e esfregá-las por 20 segundos.
- Desinfetar superfícies usadas regularmente, como mesas, maçanetas e telefones.
- Evitar contato direto com outros, como por meio de abraços ou apertos de mãos, e se manter a uma distância de pelo menos 1 metro de outras pessoas.
- Evitar grupos grandes de seis pessoas ou mais, principalmente em espaços fechados.
- Evitar compartilhar copos ou utensílios com outras pessoas.
- Cobrir a boca ou o estoma ao tossir ou espirrar.
- Usar máscara e proteção ocular quando em situações onde exista o risco de exposição ao vírus.
- Evitar contato com qualquer pessoa com infecção por COVID-19 confirmada ou indivíduos que apresentam tosse, febre, perda súbita de olfato ou paladar, fraqueza ou perda de apetite.
- Evitar viagens de avião e outros transportes públicos com aglomeração de pessoas.
- Notificar seu médico imediatamente caso se sinta doente (caso desenvolva tosse, febre, dores musculares ou outros sintomas) ou depois de ter contato com alguém com confirmação ou suspeita de infecção por COVID-19. Pode ser necessária avaliação e potencialmente fazer exame para o vírus.

Pacientes que tenham terminado terapia são regularmente examinados para monitorar uma possível recorrência de câncer e também para cuidar de qualquer efeito colateral do tratamento. Na crise atual, estas visitas podem não ser urgentes e podem aumentar o risco de exposição a COVID-19 para ambos, tanto o paciente quanto o médico. Como resultado, muitos hospitais estão a adiar cirurgias não-urgentes, retornos de rotina e testes de imagem (como tomografias computadorizadas, PET) a fim de minimizar o risco de transmissão e conservar recursos para cuidados com a saúde que podem ter disponibilidade limitada. Entretanto, se um paciente apresentar novos sinais preocupantes ou sintomas sugestivos de câncer (por exemplo, agravamento na dor bucal ou de garganta, mudança na voz ou ao engolir, feridas na boca que não saram após duas semanas, dor de ouvido sem explicação, um novo caroço no pescoço) ele deve informar seu médico pois talvez ainda haja necessidade de exame.

Apesar do distanciamento social, o isolamento e a quarentena em casa serem eficientes para reduzir a incidência de COVID-19, eles também aumentam riscos à saúde por outras causas. O isolamento social entre adultos mais velhos está associado a riscos mais elevados de problemas cardiovasculares, autoimunes, neurocognitivos, ou de saúde mental. Portanto, é importante que cada indivíduo não negligencie seus problemas médicos durante a pandemia.

Algumas instituições estão oferecendo visitas clínicas virtuais (telemedicina) que promovem interações com especialistas médicos por meio de chamadas de videoconferência, de forma a reduzir a exposição tanto dos pacientes, quanto da equipe de assistência médica. Ao mesmo tempo que visitas virtuais e telemedicina nunca irão substituir completamente as interações presenciais, em tempos de crise, elas podem oferecer uma maneira efetiva de manter a relação paciente-médico, permitindo o engajamento em uma conversa direcionada às preocupações e sintomas específicos de doenças, e a discussão sobre planos futuros de cuidado. Visitas virtuais podem ser muito importantes para sobreviventes de câncer de cabeça e pescoço, uma vez que elas reduzem a exposição do paciente a clínicas e hospitais, e minimizam o risco a outros pacientes com sistemas imunológicos comprometidos, além de profissionais da saúde e outros membros da equipe. Pacientes e cuidadores devem ser tranquilizados, pois estes encontros são uma forma segura de vigiar o câncer e permitem aos profissionais da saúde identificar pacientes que possam exigir uma visita presencial.

Outras considerações gerais:

- Manter comunicação frequente com a família e pessoas queridas, e com a equipe de assistência médica

- Ter suprimento suficiente (para pelo menos duas semanas) de comida que seja fácil de preservar, prescrições, produtos de limpeza e outros itens essenciais.
- Contatar o médico para garantir que o paciente tenha acesso adequado a medicações prescritas, e os materiais necessários (como nutrição enteral, materiais da traqueostomia e equipamento de proteção pessoal)

Respiradores por traqueostoma (laringectomizados e aqueles que possuam traqueostomia) possivelmente correm maior risco de serem infectados por COVID-19 devido à exposição aumentada de sua via aérea. Estes indivíduos devem adotar precauções especiais (ver acima).

Teste de COVID-19 em laringectomizados

Há dois tipos de testes disponíveis para a COVID-19: testes virais e testes de anticorpos.

- Um teste viral para SARS-CoV-2 (RT-PCR) pode informar se uma pessoa tem a infecção atualmente. Ele é obtido por meio de coleta (recolha ou colheita) de amostra da nasofaringe (por exemplo, via nasal ou orofaringe) com um cotonete (**Figura 10**). Respiradores por traqueostoma devem ser testados em dois locais: coletando amostra da nasofaringe e amostra do estoma.

- Um teste de anticorpos é obtido por meio de amostra sanguínea. Ele geralmente indica se uma pessoa teve a infecção anteriormente.

Aqueles cujo teste viral for positivo e que estiverem doentes ou que cuidem de alguém precisam adotar medidas protetivas e de isolamento.

Um resultado negativo do teste viral não afasta COVID-19, pois a sensibilidade do teste não é de 100%, principalmente na fase pré-sintomática da doença. Assim, frente à suspeita de infecção, mesmo se o teste viral for negativo para COVID-19, a pessoa testada ainda deve adotar medidas preventivas para proteger a si e a outros.

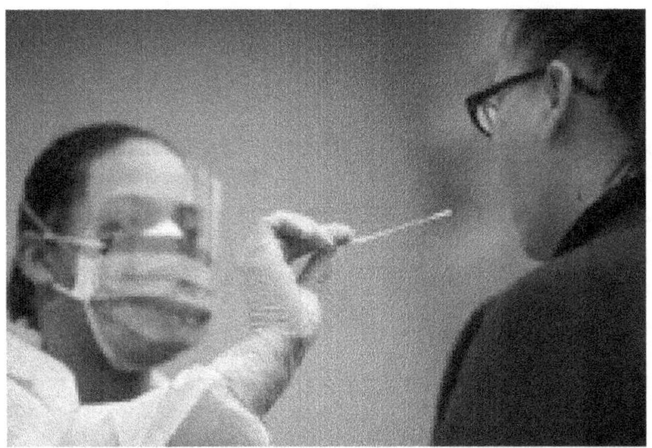

Figura 10: Obtenção de amostra para RT-PCR utilizando um cotonete

Um teste de anticorpos pode não ser capaz de mostrar se a pessoa possui a infecção atualmente, porque o corpo pode levar de uma a três semanas para produzir anticorpos depois de uma infecção. Atualmente não se sabe se ter anticorpos contra o vírus pode proteger alguém de ser infectado novamente, ou quanto tempo essa proteção pode durar.

O CDC possui guias para quem deve ser testado, mas decisões quanto à testagem são feitas pelo estado e departamentos locais de saúde ou profissionais da saúde.

Mais detalhes em:

https://www.cdc.gov/coronavirus/2019-ncov/symptoms-testing/testing.html   e https://www.cdc.gov/coronavirus/2019-nCoV/lab/index.html.

No Brasil, estas informações são dadas pelo Ministério da Saúde e podem ser encontradas em: https://coronavirus.saude.gov.br/sobre-a-doenca#diagnostico.

Em Portugal, estas informações são da responsabilidade da Direção Geral da Saúde e podem ser consultadas em: https://covid19.min-saude.pt/category/perguntas-frequentes/

Capítulo 2:

Questões psicológicas e sociais em pacientes de câncer de cabeça e pescoço (incluindo laringectomizados) causadas pela pandemia de COVID-19

Questões de saúde mental em pacientes de câncer de cabeça e pescoço (incluindo laringectomizados) causadas pela pandemia de COVID -19

O surto atual de COVID-19 incita depressão, medo, ansiedade e estresse a nível social. Também foi notado um aumento no número de mortes por suicídio durante este período de quarentena. A nível individual, a situação atual pode exacerbar sintomas de ansiedade e psicose, como também levar a questões mentais não-específicas (como mudanças de humor, problemas para dormir, comportamentos fóbicos, sintomas de pânico). Pacientes de câncer de cabeça e pescoço (PCCB) são mais vulneráveis a transtornos psicológicos e à infecção viral. Laringectomizados podem sentir-se socialmente mais isolados e solitários.

Outros fatores que contribuem para estas questões são a dificuldade em obter diagnóstico e cuidados médicos, medicamentos prescritos e suprimentos médicos, e a situação econômica.

PCCB com questões relacionadas à saúde mental como transtorno obsessivo-compulsivo (TOC) e transtorno de estresse pós-traumático (TEPT), ansiedade e transtornos depressivos, e paranoia, podem sentir que seus sintomas são exacerbados.

PCCB podem ser proativos e aliviar parte de sua vulnerabilidade psicológica pelos seguintes meios:

- Procurar ajuda dos profissionais da saúde mental (como psiquiatras, psicólogos e assistentes sociais)
- Solicitar a entrega de suprimentos médicos e outros itens em casa
- Envolver-se com distrações saudáveis como a leitura, assistir filmes, fazer

caminhadas, exercitar-se e aprender uma nova habilidade

- Desenvolver uma rotina
- Informar-se por meio de fontes confiáveis
- Limitar a exposição a mídias a certos momentos do dia
- Estar ciente do que é a ansiedade e o que é realidade em seus pensamentos e conversas
- Seguir as diretrizes de prevenção (por exemplo, usar os métodos prescritos ao lavar as mãos, evitar tocar o rosto, evitar abraços e apertos de mão, ficar em casa e entrar em contato com o médico ao notar um problema de saúde)
- Manter-se próximo de familiares e amigos por meio da internet, redes sociais, vídeo chamadas e telefone

Seguir estas indicações pode ajudar o PCCB a passar pela pandemia do coronavírus.

Lidar com a depressão

Muitos indivíduos se sentem deprimidos como resultado da pandemia de COVID-19. O isolamento social, o medo de contrair a infecção, e as dificuldades de obter cuidado médico e dental contribuem para este sentimento. Laringectomizados são mais propensos a se sentirem deprimidos por causa de sua dificuldade de comunicação, e a luta diária para lidar com suas deficiências e limitações. Ainda assim, o estigma social ligado a uma pessoa admitir que se sente deprimida torna difícil que peçam ajuda e procurem terapia.

Alguns dos sinais de depressão incluem:
- Um sentimento de impotência e desesperança, ou de que a vida não tem significado
- Desinteresse em estar com família ou amigos
- Incapacidade na comunicação
- Dificuldade para prestar atenção
- Desinteresse por hobbies e atividades dos quais costumava gostar
- Perda de apetite, ou nenhum interesse por comida
- Chorar por períodos longos, ou muitas vezes por dia
- Problemas relacionados com o sono, dormindo demais ou pouco

- Mudanças nos níveis de energia e apatia
- Mudanças significativas de humor, de intensa empolgação ao desespero e perda de esperança
- Sentimento de isolamento
- Mudanças na libido e desejos sexuais
- Ideação suicida, incluindo fazer planos ou tomar atitudes para cometer suicídio, bem como pensar frequentemente sobre a morte ou sobre morrer

Os desafios da vida de laringectomizado à sombra do câncer significa que é ainda mais difícil lidar com depressão. Ser incapaz de falar, ou até mesmo ter dificuldades para falar, torna mais difícil expressar emoções e pode levar ao isolamento. Cuidados médicos e cirúrgicos frequentemente não são suficientes para abranger estas questões; mais ênfase deveria ser dada ao bem-estar mental depois da laringectomia.

Saber como lidar e superar a depressão é muito importante, não somente para o bem-estar do paciente, mas também para facilitar a recuperação, e aumentar as chances de sobrevivência e de cura definitiva. Há crescente evidência científica da conexão entre mente e corpo. Embora muitas dessas conexões ainda não sejam compreendidas, é amplamente reconhecido que indivíduos que são motivados a melhorar e a exibir uma postura positiva se recuperam mais rápido de doenças sérias, vivem mais e às vezes sobrevivem a probabilidades muito desfavoráveis.

Indivíduos que têm pensamentos suicidas são incentivados a procurar ajuda de profissionais da saúde mental como assistentes sociais, psicólogos e psiquiatras. Eles também podem ligar para o Centro de Valorização da Vida no número 188 para obter assistência imediata.

Em Portugal podem ligar para SOS Voz Amiga para o número 213 544 545.

Superar a depressão

Felizmente, um indivíduo pode encontrar força para lutar contra a depressão durante a pandemia de COVID-19.

Algumas das formas que laringectomizados e pacientes de câncer de cabeça e pescoço podem superar a depressão incluem:

- Evitar abuso de substâncias
- Procurar ajuda de médicos, enfermeiros, ou membro da equipe de cuidados médicos com quem o indivíduo se sinta confortável
- Excluir causas médicas (como hipotiroidismo, efeito colateral de medicamento)
- Ter determinação para ser mais proativo
- Minimizar o estresse
- Ser um exemplo para outros
- Retornar às atividades anteriores
- Conversar com um psicólogo ou assistente social
- Considerar o uso de antidepressivos
- Procurar suporte de familiares, amigos, profissionais, colegas, laringectomizados e grupos de apoio

Estas são algumas formas de renovar o espírito:

- Praticar atividades de lazer
- Construir relacionamentos pessoais
- Manter-se fisicamente apto e ativo
- Reintegrar-se socialmente com família e amigos
- Ser voluntário
- Encontrar projetos significativos
- Descansar

O apoio de membros da família e amigos é muito importante. O envolvimento contínuo e a contribuição com a vida de outras pessoas pode ser revigorante. Pode-se tirar força de desfrutar, interagir e impactar a vida de seus filhos e netos. Estabelecer um exemplo para os filhos e netos de alguém que não desiste diante da adversidade pode ser a força motriz para ser proativo e resistir à depressão.

Envolver-se em atividades da qual a pessoa gostava antes da cirurgia pode fornecer um propósito contínuo para a vida. Participar das atividades de um clube local de laringectomizados pode ser uma nova fonte de apoio, conselhos e amizade.

Procurar um profissional de saúde mental como assistentes sociais, psicólogos ou psiquiatras também pode ser de grande ajuda. Isto pode ser mais difícil durante a pandemia e utilizar serviços de telemedicina pode ser útil. Há muitas opções de tratamento para depressão. Estas incluem psicoterapia, medicamentos, e estimulação magnética transcraniana. Ter um médico atencioso e competente e fonoaudiólogo/ terapeuta da fala que possa oferecer acompanhamento contínuo é muito importante. Seu envolvimento pode ajudar os pacientes a lidar com problemas médicos e de fala emergentes e podem contribuir para o seu senso de bem-estar.

Indivíduos que têm pensamentos suicidas são particularmente incentivados a procurar ajuda de profissionais da saúde mental como assistentes sociais, psicólogos e psiquiatras. Eles também podem ligar para o Centro de Valorização da Vida no número 188 para obter assistência imediata.

Como podem os laringectomizados lidar com a quarentena da pandemia de COVID-19

A quarentena forçada imposta pela pandemia de COVID-19 pode ser difícil para laringectomizados. As suas dificuldades de comunicação podem aumentar o seu isolamento social, levando a problemas médicos e psicológicos.

Juntamente com a adoção de medidas para melhorar a vulnerabilidade psicológica (como desenvolver uma rotina, ler, assistir filmes, fazer caminhadas, exercitar-se e aprender uma nova habilidade), laringectomizados podem querer considerar as seguintes opções:

- Comunicar com família, amigos e grupos de apoio conversando por telefone; mandar e-mails e mensagens usando o computador, tablet ou smartphone. Há diversos aplicativos que permitem comunicação por vídeo (por exemplo Skype, FaceTime, Zoom) para manter contato. O volume e a qualidade da voz ao usar métodos de telecomunicação podem ser melhorados utilizando um microfone que possa ser segurado e colocando-o perto do computador, iPad ou iPhone (**Figura 11**). Isto pode ser útil para que grupos de apoio continuem a encontrar-se utilizando estes meios de comunicação.
- Aqueles que usam voz traqueoesofágica podem aprender a comunicar por outros métodos de fala (como a voz esofágica, laringe eletrônica, língua de sinais/ gestual) caso precisem ocluir uma prótese fonatória que esteja vazando.

- Não ignorar problemas médicos, dentais e psicológicos. Continuar a receber cuidado por médicos, dentistas, profissionais da saúde mental e fonoaudiólogos /terapeutas da fala. Se o acesso físico a estes profissionais for limitado, utilizar serviços de telemedicina.

- Ter os materiais necessários para falar e cuidar das vias aéreas (como discos de base autoaderente, HME, solução salina).

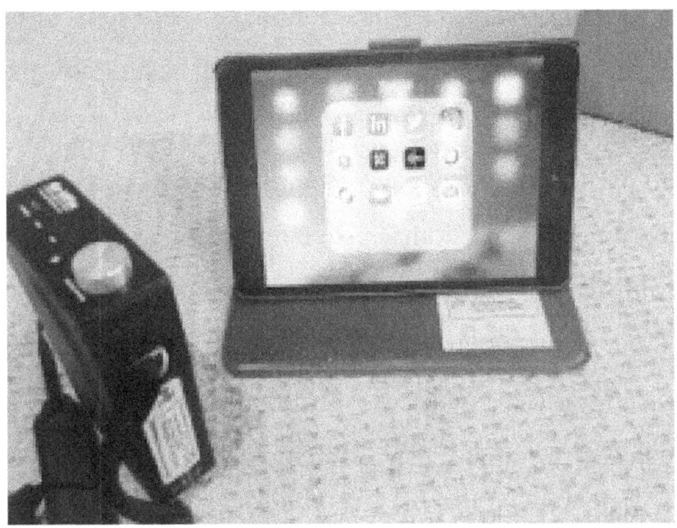

Figura 11: Posicionar o amplificador de voz próximo do iPad aumenta o volume da voz

Sair de casa durante a pandemia de COVID-19. O que devem fazer os laringectomizados?

Laringectomizados podem passar por desafios médicos e sociais quando saírem de casa durante a pandemia de COVID-19. A maioria daqueles que não respiram por traqueostoma não compreende ou reconhece sua condição médica e pode reagir negativamente a ela. Eles podem ficar alarmados quando um laringectomizado tosse ou espirra, ou toma cuidados com seu estoma em público.

Alguns dos passos que laringectomizados podem adotar em público são:

- Limpar seu estoma e traqueia, o que inclui inserir solução salina na traqueia ou tossir para expelir as secreções antes de sair de casa

- Cuidar do estoma e suas secreções em locais privados, longe de outros (como banheiros ou dirigir-se a outra sala)

- Cobrir o estoma (com lenço de papel, pano ou o cotovelo) sempre que tossir ou espirrar. Preferencialmente, isto deve ser feito longe de outras pessoas. Tossir com força pode resultar na produção de gotículas pelo estoma. Estas podem se espalhar e infectar outros quando o laringectomizado for portador de vírus respiratório como o SARS-CoV-2.
- Manter distância de pelo menos um metro de outras pessoas
- Um hábito útil é utilizar a mão não-dominante para tocar o estoma, e a mão dominante para outras atividades (como, por exemplo, para tocar numa maçaneta)
- Usar máscara cirúrgica ou peça de vestuário sobre a boca e o nariz (juntamente de outra cobertura sobre o estoma). Isto é feito para proteger o laringectomizado de contrair infecção, assim como a outros quando o laringectomizado estiver infectado. Usar uma máscara sobre a boca e o nariz em público auxiliam o laringectomizado a não se destacar. Usar uma máscara sobre o estoma e o rosto também ajuda a evitar que o laringectomizado toque esses locais com as mãos não-higienizadas

Conforme o confinamento doméstico e outras restrições forem removidos, é prudente que laringectomizados continuem a adotar medidas de precaução. À medida que mais experiência clínica para lidar com a infecção de COVID-19 e novas medicações e vacinas estiverem disponíveis, as consequências de contrair a infecção podem se tornar menos perigosas.

Capítulo 3:

Cuidados com vazamento/ fuga peri ou intra prótese ou deslocamento da prótese vocal durante a pandemia de coronavírus

---

Lidar com vazamento/fuga peri ou intra prótese ou deslocamento da prótese vocal durante a pandemia de coronavírus (COVID-19)

A pandemia de coronavírus (COVID-19) apresenta muitos desafios para laringectomizados e seus especialistas médicos. Devido à redução dos serviços para pacientes ambulatoriais e da disponibilidade de próteses fonatórias, indivíduos que usam voz traqueoesofágica podem ter dificuldades para substituir a prótese que deve ser trocada pelo clínico quando há vazamento/ fuga pelo centro ou pelas laterais. Um paciente cuja prótese apresente vazamento se encontra em maior risco de aspiração com possíveis sequelas que podem incluir pneumonia, o que poderia levar a resultados devastadores caso o paciente contraia COVID-19.

Abaixo estão algumas sugestões para como lidar com estes desafios:
- Se possível, substituir a prótese por uma que possa ser trocada pelo paciente
- Manter a prótese vocal atual limpa, e consequentemente estender sua vida útil. Para a higienização, utilizar uma escova de limpeza e uma bomba de irrigação de borracha. Isto também evita a formação de biofilme de Candida.

Se o vazamento da prótese vocal ocorrer:
- Deve-se tentar parar o vazamento por meio de limpeza como sugerido em "O Guia do Laringectomizado" (páginas 59-64) ou em http://dribrook.blogspot.com/p/tracheo esophageal-voice-prosthesis-tep.html (em inglês)
- Parar o vazamento /fuga intra prótese inserindo um plug adequado (**Figura 12**) na prótese sempre que consumir fluidos ou deixá-la permanentemente e mudar para outro método alternativo de fala (como a fala esofágica ou laringe

eletrônica)

- Consumir fluidos viscosos que normalmente não vazam pelo centro ou laterais da prótese (exemplos: iogurte, gelatina, sopa, mingau de aveia etc.)
- Beber quantidades pequenas de fluido sem fazer esforço enquanto deitado, engolir o líquido como se fosse comida, e dizer algumas palavras a cada vez que o fluido for engolido são medidas que podem reduzir vazamentos ou evitar que líquidos passem para a traqueia
- Se a prótese for removida ou deslocada acidentalmente (não aspirada), um cateter/sonda 12Fr x 40cm (**Figura 13**) ou um dilatador de punção podem ser inseridos na fístula traqueoesofágica para evitar seu fechamento/ encerramento até que a prótese vocal seja recolocada. Uma vantagem de usar um cateter ou sonda de borracha é que pode ser usado como alternativa para alimentar-se até que a substituição da prótese seja possível.

O laringectomizado deve procurar ajuda médica imediata se ocorrer aspiração da prótese vocal pois ela requer intervenção urgente para remoção.

É recomendado contatar o fonoaudiólogo /terapeuta da fala ou médico responsável para orientação e quando ocorrer algum vazamento na prótese vocal.

Mais informações sobre como evitar e lidar com vazamentos da prótese vocal podem ser encontradas nas seções abaixo. Outras informações também estão disponíveis em O Guia do Laringectomizado em https://amzn.to/33OWJM7 ou http://www.gbcp.org.br/Guia_Do_Laringectomizado.pdf e no site My Voice (Minha Voz) no link http://dribrook.blogspot.com/p/tracheo-esophageal-voice-prosthesis tep.html.

O video abaixo explica o que fazer caso a prótese vocal apresente vazamento/ fuga peri ou intra prótese (em inglês):

https://www.youtube.com/watch?v=w0K98HtE308&feature=youtu.be

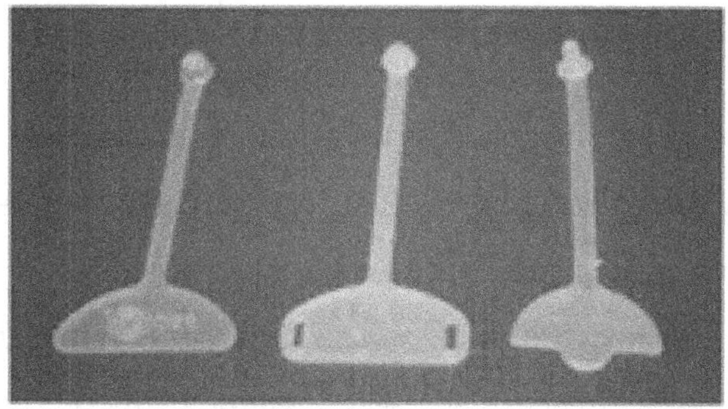

Figura 12: *Plugs* para prótese vocal

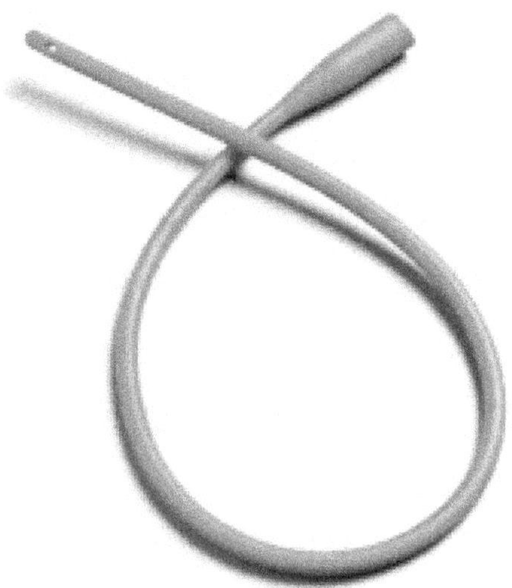

Figura 13: Sonda de borracha

Limpar a prótese e evitar vazamentos/ fuga peri e intra prótese

É muito importante manter a prótese vocal limpa para garantir seu funcionamento correto e sua durabilidade. Quando a limpeza não é feita corretamente, a prótese pode vazar, e a capacidade de fala pode ser comprometida ou enfraquecida. É recomendável limpar o espaço interno (lúmen) da prótese vocal pelo menos duas vezes por dia (de manhã e à noite), e de preferência depois de comer porque é durante a alimentação que comida e muco podem ficar presos junto à prótese. Às vezes o muco bloqueia a prótese (ao acordar pela manhã ou depois de comer), o que interfere na capacidade de falar. A limpeza é especialmente útil depois de ingerir comidas pegajosas ou sempre que a voz estiver fraca.

Uma escova de limpeza e bomba de irrigação devem ser usados na limpeza da prótese.

Manutenção e prevenção contra vazamentos/ fuga peri e intra prótese

As orientações para manutenção e prevenção contra vazamentos são:

- Antes de usar a escova fornecida pelo fabricante (**Figura 14**), mergulhe-a em uma xícara com água quente e deixe-a por alguns segundos.

- Inicialmente o muco ao redor da prótese deve ser limpo usando uma pinça, de preferência de ponta arredondada. Em seguida, insira a escova fornecida pelo fabricante na prótese (não muito fundo) e gire-a algumas vezes para limpar a parte interna do dispositivo. A escova deve ser cuidadosamente lavada com água morna após cada limpeza. A prótese é então enxaguada com água morna (não quente) usando a bomba de irrigação fornecida pelo fabricante.

- Retire a escova e enxague com água quente, repetindo o processo de duas a três vezes até que nenhum material seja trazido pela escova. Espere até que a escova não esteja mais quente antes de escovar a prótese novamente. Deve-se ter cuidado para não inseri-la além da válvula interna da prótese vocal para evitar ferir o esôfago com calor excessivo.

- Enxague a prótese usando a bomba de irrigação fornecida pelo fabricante (**Figura 15**) usando água potável morna (não quente). Para evitar danos ao esôfago, tome um gole da água primeiro para se certificar de que sua temperatura não está alta demais. A bomba de irrigação deve ser introduzida na abertura da prótese enquanto uma leve pressão é aplicada para manter a abertura completamente vedada. O ângulo no qual a ponta da bomba de irrigação deve ser colocada varia de indivíduo para indivíduo. (O fonoaudiólogo / terapeuta da fala pode fornecer instruções para como escolher o melhor ângulo.) A irrigação da prótese deve ser feita suavemente porque aplicar muita pressão pode resultar em respingos de água entrando na traqueia. Se enxaguar com água for difícil, a bomba de irrigação também pode ser usada com ar.

- Evite a formação de biofilme de leveduras e bactérias (ver abaixo).

A água quente funciona melhor na limpeza da prótese que água em temperatura ambiente, provavelmente porque dissolve secreções secas e muco, e talvez até enxague (ou mesmo mate) algumas das colônias fúngicas (levedura) que tenham se formado na prótese.

Os fabricantes de cada escova e bomba de irrigação para prótese vocal fornecem instruções para limpeza, e como saber quando ela deve ser descartada. A escova deve ser substituída quando as cerdas deformarem ou estiverem gastas.

A escova e bomba de irrigação devem ser limpas com água quente, quando possível, e com sabão, e em seguida secas com uma toalha após todos os usos. Uma forma de mantê-las limpas é colocando-as sobre uma toalha limpa e em seguida expô-las à luz solar por algumas horas, diariamente. Isso aproveita o poder antibacteriano da luz ultravioleta do sol para reduzir o número de bactérias e fungos.

Colocar 2-3 ml de solução salina estéril (**Figura 16**) na traqueia pelo menos duas vezes por dia (mais vezes, se o ar estiver seco), usar um HME ininterruptamente e um umidificador/ humidificador pode manter o muco úmido/ húmido e reduzir o entupimento da prótese fonatória.

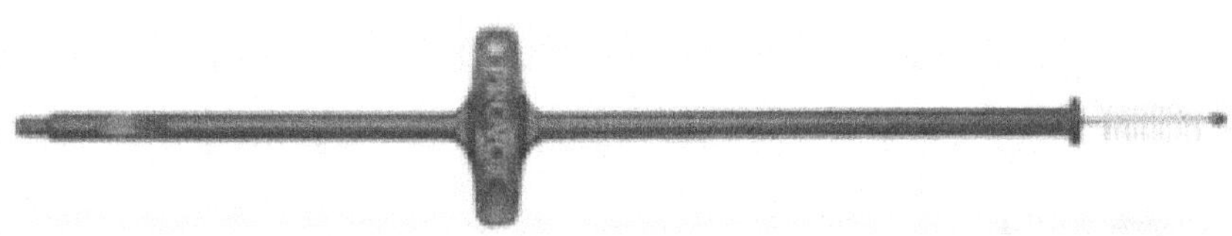

Figura 14: Uma escova de limpeza para prótese vocal (Atos Medical)

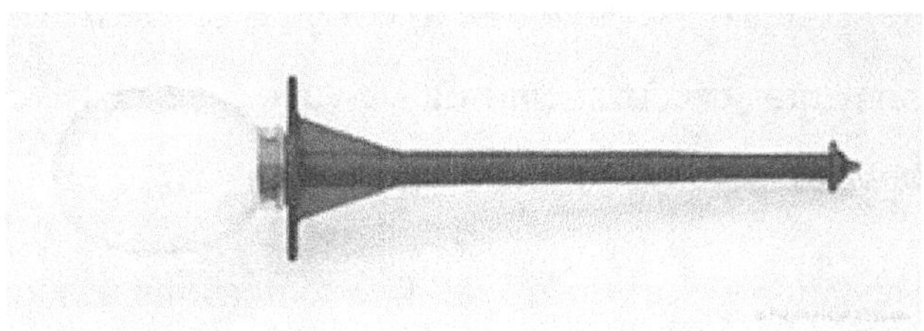

Figura 15: Uma bomba de irrigação para prótese vocal (Atos Medical)

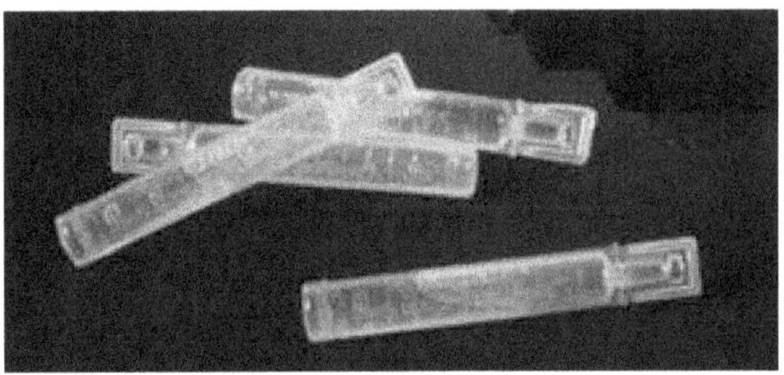

Figura 16: Frascos de solução salina estéril para o trato respiratório ("ampolas salinas")

Prevenção contra o crescimento de biofilme, de leveduras e bactérias na prótese vocal

O crescimento de biofilme, de leveduras e bactérias (uma camada fina e pegajosa de microrganismos que aderem a uma superfície) é uma das causas de vazamento da prótese de voz e, portanto, de sua falha. No entanto, leva algum tempo para que a levedura e as bactérias cresçam em uma prótese de voz recém-instalada e formem biofilmes que impeçam que a válvula se feche completamente. Consequentemente, as falhas imediatamente após a instalação da prótese de voz são improváveis devido ao crescimento da levedura.

A formação de biofilme na válvula também pode levar ao aumento da resistência da passagem de ar, fazendo com que seja mais difícil falar.

A presença de levedura deve ser demonstrada pela pessoa que troca a prótese de voz com defeito. Isso pode ser feito observando-se as colônias típicas de levedura (Candida) que impedem o fechamento/ encerramento da válvula e, se possível, enviando uma amostra da prótese de voz para uma cultura de fungos.

Os agentes fúngicos nistatina e clotrimazol são frequentemente usados para prevenir a falha da prótese de voz devido a levedura. Estão disponíveis com receita sob a forma de suspensão ou comprimidos. Os comprimidos de nistatina podem ser triturados e dissolvidos em água. Há evidências anedóticas de que o vinagre de maçã, conhecido por inibir o crescimento de Candida, pode ser usado para gargarejos e engolido para evitar o crescimento de leveduras na prótese vocal.

A administração automática de terapia antifúngica apenas porque se supõe que a levedura é a causa da falha da prótese de voz, pode ser inadequada. É caro, pode levar ao desenvolvimento de resistência da levedura ao agente e pode causar efeitos colaterais desnecessários.

Há, no entanto, exceções a esta regra. Estas incluem a administração de agentes antifúngicos preventivos aos diabéticos; àqueles que recebem antibióticos; quimioterapia ou esteroides; e àqueles onde a colonização com levedura é evidente (língua revestida etc.).

Há vários métodos que ajudam a evitar que a levedura cresça na prótese de voz:
- Reduza o consumo de açúcares em alimentos e bebidas. Se você os consumir, escove bem os dentes depois do consumo
- Escove bem os dentes depois de cada refeição e especialmente antes de dormir
- Limpe sua dentadura diariamente
- Diabéticos devem manter níveis adequados de açúcar no sangue
- Tome antibióticos apenas se for necessário
- Depois de usar uma suspensão oral de um agente antifúngico, aguarde 30 minutos para que funcione e depois escove os dentes. Isso é porque algumas dessas suspensões contêm açúcar
- Mergulhe a escova da prótese de voz em uma pequena quantidade de suspensão de nistatina e escove a prótese de voz interna antes de ir dormir. (Uma suspensão caseira pode ser feita dissolvendo-se um quarto de um comprimido de nistatina em 3-5 ml de água). Isso deixaria alguma suspensão dentro da prótese de voz. A suspensão não utilizada deve ser descartada. Não coloque muita nistatina na prótese para evitar que escorra para a traqueia. Falar algumas palavras depois de colocar a suspensão irá empurrá-la para a parte interna da prótese de voz
- Consuma probióticos tomando iogurte de cultura ativa e/ou uma preparação probiótica
- Escove suavemente a língua se estiver revestida por levedura (placas brancas)
- Substitua a escova de dentes depois de superar um problema de levedura para evitar a colonização com leveduras
- Mantenha a escova da prótese limpa

Capítulo 4:

Muco, cuidado respiratório, e saúde física durante a pandemia de COVID-19

Produção de muco e aumento da umidade/ humidade do ar

Antes de se tornar um laringectomizado, o ar inalado de um indivíduo é aquecido à temperatura corporal, umidificado/ humidificado e limpo de organismos e partículas de poeira pela capacidade de filtração da parte superior do sistema respiratório. Como essas funções não ocorrem após a laringectomia, é importante restaurar as funções perdidas, anteriormente fornecidas pela parte superior do sistema respiratório. Estas práticas devem continuar durante a pandemia de COVID-19.

Quando o nível de umidade/ humidade do ar inalado é muito baixo, a traqueia pode ressecar, rachar/ gretar e produzir sangramento. Se o sangramento for significativo ou não responder ao aumento da umidade/ humidade, um médico deve ser consultado. Além disso, se a quantidade ou a cor do muco for preocupante, deve-se consultar um médico.

Secura e irritação da traqueia, e produção excessiva de muco podem levar à formação de obstruções por muco. Essas obstruções podem causar o bloqueio das vias aéreas, que podem levar ao colapso de seções/ secções do pulmão (atelectasia). Uma traqueia irritada pode estar mais suscetível a COVID-19 e outros vírus do trato respiratório.

Os passos para obter uma melhor umidade/ humidade e produção de muco mais saudável incluem:

- Usar um HME ininterruptamente, mantendo a umidade/ humidade traqueal mais alta e preservando o calor dentro dos pulmões
- Molhar a cobertura do estoma para respirar ar úmido/ húmido (para os que usam uma capa de estoma). Embora menos eficaz do que um HME, umedecer/ humedecer o filtro de espuma ou a cobertura de estoma com água limpa e pura também pode ajudar a aumentar a umidade/ humidade

- Beber bastante líquido para manter-se bem hidratado
- Inserir 3-5ml de solução salina (preferencialmente usando ampolas) no estoma de três a cinco vezes por dia
- Usar um umidificador/ humidificador em casa para atingir cerca de 40-50% de umidade/ humidade e obter um higrômetro para a monitorar. Isso é importante no verão, quando é usado ar condicionado, e no inverno, quando é usado aquecimento
- Usar uma garrafa de nebulização duas vezes por dia
- Respirar vapor gerado por água fervente ou um banho quente

Mais informações sobre tratamento para estas condições podem ser encontradas em O Guia do Laringectomizado http://www.gbcp.org.br/Guia_Do_Laringectomizado.pdf e em https://dribrook.blogspot.com/p/mucous-and-airway_care.html (em inglês).

Reabilitação respiratória

Após uma laringectomia total, o ar inalado não passa pela parte superior do sistema respiratório e entra na traqueia e nos pulmões diretamente através do estoma. A mudança na forma como a respiração é feita também afeta os esforços necessários para respirar e as potenciais funções pulmonares. Isso requer ajuste e reciclagem. A respiração é, na verdade, mais fácil para laringectomizados porque há menor resistência ao fluxo de ar quando o ar não passa pelo nariz e boca. Como é mais fácil obter ar nos pulmões, os laringectomizados não precisam mais insuflar e esvaziar seus pulmões tão completamente quanto antes. Portanto, é comum que os laringectomizados desenvolvam uma capacidade pulmonar e habilidade respiratória reduzidas. Isto pode levar ao colapso de porções da base dos lobos inferiores dos pulmões (atelectasia). Atelectasia de partes do pulmão pode aumentar o risco de contrair infecções respiratórias virais e tornar mais difícil a ventilação adequada do paciente.

Existem várias medidas disponíveis para laringectomizados que podem preservar e aumentar a capacidade pulmonar:

- O uso de um HME pode criar resistência à troca de ar. Isso força o indivíduo a insuflar completamente seus pulmões para obter a quantidade necessária de oxigênio.

- Exercícios regulares sob supervisão médica e orientação. Eles podem fazer com que os pulmões se insuflem completamente, e consequentemente melhorar o coração e as taxas de respiração dos indivíduos. Uma forma de melhorar a capacidade de respiração é por meio do uso de um espirômetro de incentivo (um dispositivo que faz uma bola subir até à marcação indicada). O progresso pode ser marcado por um ponteiro (**Figura 17**). O espirômetro pode ser modificado para o uso de laringectomizados com a substituição do bucal por um bico de mamadeira (tetina do biberão) de diâmetro largo que possa ser encaixado no estoma. Outra maneira de expandir os pulmões é inspirar fundo de 2 a 3 vezes, segurar o ar, e deixá-lo sair lentamente.

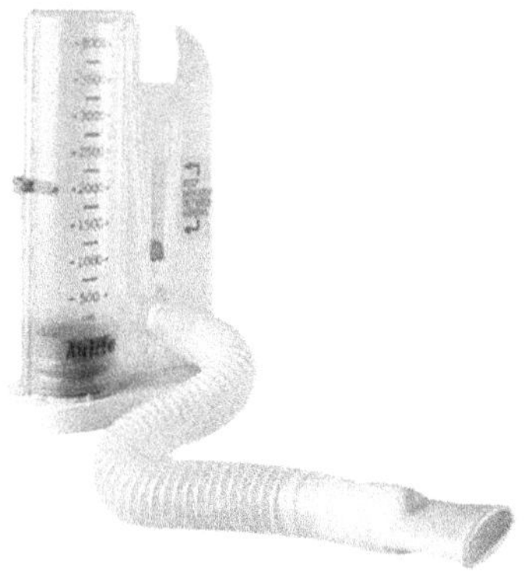

Figura 17: Espirômetro de incentivo

- Uso da respiração costo diafragmática. Este método permite maior utilização da capacidade pulmonar. Ele pode ser usado quando em repouso ou durante exercícios (como caminhadas ou ao andar de bicicleta). (ver abaixo)

Mais informações sobre tratamento para estas condições podem ser encontradas em O Guia do Laringectomizado - http://www.gbcp.org.br/Guia_Do_Laringectomizado.pdf e em https://dribrook.blogspot.com/p/mucous-and-airway_care.html (em inglês).

Como pode manter-se ativo e obter a nutrição adequada durante a pandemia de COVID-19

Manter a forma e fazer exercícios durante a pandemia de COVID-19 pode ser difícil.

Conforme as pessoas aderem ao auto isolamento e ao distanciamento social, muitas academias estão permanecendo fechadas. Ao mesmo tempo, é importante que laringectomizados continuem se exercitando e se mantendo tão ativos quanto possível – tanto pela saúde física quanto pela saúde mental. Em casa, é possível fazer exercícios físicos e pedalar em uma bicicleta ergométrica, sendo ambas excelentes maneiras de manter-se fisicamente apto. Também é útil fazer caminhadas fora de casa, manter o distanciamento social, e usar máscara de proteção e HME.

Pessoas que têm uma dieta balanceada tendem a ser mais saudáveis e ter sistemas imunológicos mais fortes, apresentando risco mais baixo de doenças crônicas e infecciosas. Ingerir uma dieta adequada é muito importante e pode ser um desafio para laringectomizados que tenham dificuldades para engolir. (Veja mais informações em https://dribrook.blogspot.com/p/eating-and-swallowing-issues.html – em inglês) Nutrição adequada e hidratação durante o surto de COVID-19 são ambas vitais de acordo com a Organização Mundial de Saúde (OMS) (https://www.who.int/teams/nutrition-and-food-safety/covid-19 – em inglês) Adultos são aconselhados a ingerir uma variedade de comidas frescas e não-processadas diariamente para obter as vitaminas, minerais, fibras alimentares, proteínas e antioxidantes necessários para o corpo. Beber água suficiente também é importante. A OMS recomenda evitar açúcar, gordura e sal para diminuir significativamente o risco de sobrepeso, obesidade, doenças cardíacas, diabetes e certos tipos de câncer.

Capítulo 5:

Fibrose, linfedema e dilatação esofágica

Tratamento para fibrose e linfedema durante a pandemia de COVID-19

É importante que indivíduos que tenham recebido tratamento radioterápico e/ou passado por cirurgia para câncer de cabeça e pescoço continuem tratando seu pescoço pós-radiação e fibrose facial e linfedema.

Isto pode ser difícil durante a pandemia de COVID-19 devido a fisioterapeutas e especialistas em linfedema poderem ser limitados ou estarem ausentes. Alguns terapeutas oferecem tratamento utilizando telemedicina. A maioria dos terapeutas incentiva seus pacientes a continuar usando suas técnicas de tratamento e exercícios em casa.

O tratamento de **fibrose** que pode ser feito em casa e inclui alongar os músculos do pescoço com exercícios como girar o queixo, girar a cabeça, balançar e girar os ombros. Exercícios podem reduzir a tensão do pescoço e aumentar a extensão dos movimentos do pescoço. O indivíduo deve fazer estes exercícios ao longo da vida para manter boa mobilidade do pescoço.

O tratamento de **linfedema** que pode ser feito em casa inclui drenagem manual das linfas, bandagens e roupas de compressão, exercícios medicinais, e cuidados com a pele.

É melhor consultar o terapeuta para perguntar sobre técnicas apropriadas de tratamento que o indivíduo deve seguir.

Mais informações sobre tratamento para estas condições podem ser encontradas em:

O Guia do Laringectomizado em:

http://www.gbcp.org.br/Guia_Do_Laringectomizado.pdf

https://dribrook.blogspot.com/p/lymphedema-and-neck_swelling.html (para linfedema

– em inglês)

https://dribrook.blogspot.com/p/radiation-side-effects.html (para fibrose – em inglês).

Como lidar com o estreitamento da neofaringe ou do esôfago durante a pandemia de COVID-19

A pandemia de corona (COVID-19) apresenta muitos desafios para pacientes de câncer de cabeça e pescoço e seus médicos. Devido à redução dos serviços prestados a pacientes externos, a disponibilidade de dilatação da neofaringe e/ou do esôfago por estreitamento do esôfago pode não estar disponível.

Abaixo encontram-se algumas sugestões para como lidar com esses desafios:

- Considerar tratamento que resolva o estreitamento (por exemplo, *stent*, tratamento com laser)
- Alteração temporária para uma dieta líquida ou macia
- Uso de tubo gástrico para alimentação

É útil contatar o fonoaudiólogo/ terapeuta da fala ou médico responsável para obter orientações. Muitas instituições fazem dilatações naqueles que se encontram incapazes de consumir calorias suficientes e líquidos.

Mais informações sobre tratamento para estas condições podem ser encontradas em O Guia do Laringectomizado em:

http://www.gbcp.org.br/Guia_Do_Laringectomizado.pdf e em
https://dribrook.blogspot.com/p/eating-and-swallowing_issues.html (em inglês).

Capítulo 6:

Hospitalização

Ser admitido em um hospital requer preparação para laringectomizados por causa de suas necessidades especiais de materiais e suas dificuldades de comunicação.   É melhor preparar-se de antemão para uma potencial admissão caso esta seja urgente.

Preparar um *kit* com materiais e informações essenciais

Laringectomizados podem precisar receber cuidados médicos de emergência e não urgentes em um hospital ou outro estabelecimento médico. Devido à dificuldade em se comunicar com pessoal médico e fornecer informações, especialmente quando em perigo, é útil preparar uma pasta com essas informações. Além disso, é útil transportar um kit (**Figura 18**) contendo itens e suprimentos necessários para manter sua capacidade de se comunicar e cuidar do seu estoma. O kit deve ser mantido em um local facilmente acessível em caso de emergência.

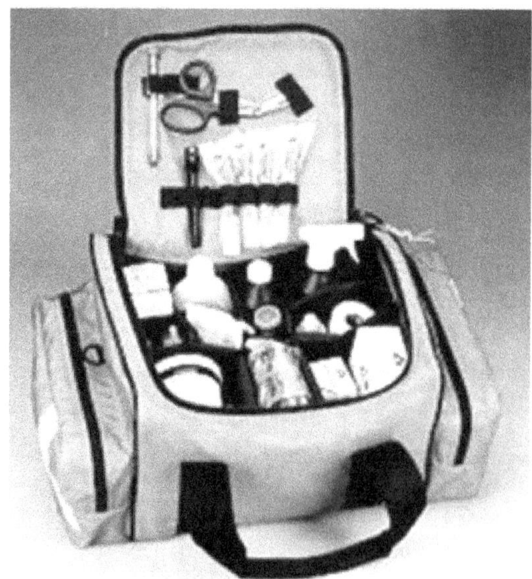

Figura 18: Kit de emergência

O *kit* deve conter o seguinte:

- Um resumo atualizado do histórico médico, cirúrgico, alergias e diagnósticos

- Uma lista atualizada dos medicamentos tomados e os resultados de todos os procedimentos, exames radiológicos, tomografias e exames laboratoriais. Estes podem ser gravados em um CD ou memória USB
- Informações e comprovante de seguro médico
- Informações (telefone, e-mail, endereço) do(s) médico(s) do laringectomizado, fonoaudiólogos/ terapeutas da fala e membros da família e amigos
- Uma figura ou desenho de uma visão lateral do pescoço que explica a anatomia da via aérea superior do laringectomizado e, se relevante, onde a prótese de voz está localizada
- Um bloco de papel e uma caneta
- Uma laringe eletrônica com pilhas extras (mesmo para aqueles que usam prótese de voz)
- Uma caixa de lenços de papel
- Um pequeno suprimento de ampolas salinas, filtros HME, invólucro HME e materiais necessários para aplicá-los e removê-los (por exemplo, álcool, removedor, *Skin Tag*, cola) e limpar a prótese de voz (escova, bomba de irrigação)
- Pinça, espelho, lanterna (com pilhas extras)

Ter esses itens disponíveis ao procurar cuidados de emergência ou regulares pode ser extremamente importante. Também é importante usar uma pulseira ou munhequeira que identifique o laringectomizado como respirador por traqueostoma (**Figura 19**).

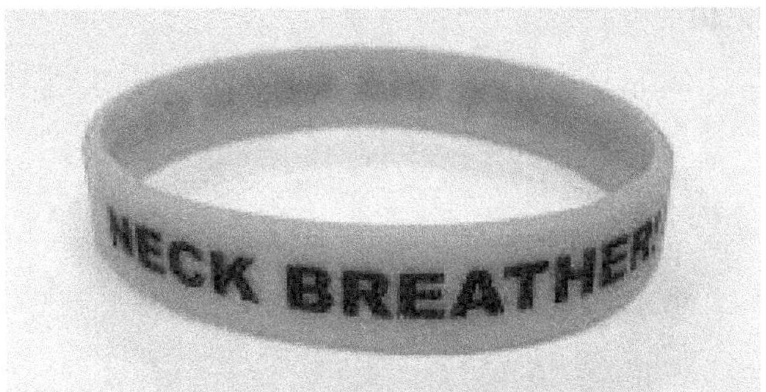

Figura 19: Pulseira de respirador por traqueostoma

Garantir cuidado adequado durante a hospitalização de respiradores por traqueostoma incluindo laringectomizados

Respiradores por traqueostoma estão expostos a um alto risco de receberem cuidado inadequado enquanto hospitalizados. A equipe médica frequentemente desconhece sua condição, quais cuidados tomar com o trato respiratório, e podem não saber como comunicar com eles.

A pandemia de COVID-19 criou um volume de trabalho maior para funcionários de hospitais e torna difícil prestar atenção às necessidades especiais de laringectomizados. Uma vez que a maioria dos hospitais limita ou proíbe a presença de acompanhantes, torna-se mais difícil a comunicação entre laringectomizados e funcionários.

Portanto é importante adotar certas medidas para garantir cuidados adequados:

1. Informar o(a) enfermeiro(a) chefe da seção e médico responsável sobre as necessidades gerais e específicas do laringectomizado. Em caso de admissão eletiva, isto pode ser feito antes da admissão para permitir que a equipe tenha tempo para se preparar e obter os suprimentos e equipamentos adequados.

2. Lembrar o(a) enfermeiro(a) chefe da seção, médico responsável e anestesista (quando passar por um procedimento com sedação ou cirurgia) sobre a forma adequada de administrar anestesia, sucção, ventilação e intubação. Mostrar aos profissionais o seguinte vídeo no YouTube: https://goo.gl/Unstch (em inglês). Este vídeo também está disponível em DVD e pode ser solicitado gratuitamente à Atos Medical (**Figura 20**).

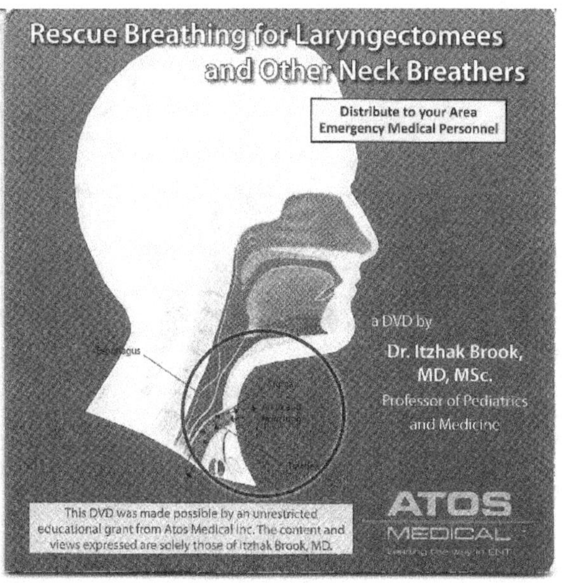

Figura 20: DVD sobre reanimação respiratória para laringectomizados

3. Informar o nutricionista sobre os requisitos alimentares do laringectomizado.

4. Informar e, quando possível, encontrar-se com o fonoaudiólogo/ terapeuta da fala do hospital para garantir cuidado adequado e disponibilidade dos suprimentos adequados.

5. Laringectomizados que tenham dificuldade para engolir devem solicitar que medicações administradas oralmente sejam dadas em líquido ou em forma fácil de engolir.

6. Solicitar suprimentos e equipamentos específicos para garantir cuidado respiratório adequado, como ampolas de solução salina, umidificador/ humidificador e equipamento de sucção.

7. Lembrar frequentemente cada funcionário responsável pelo cuidado do laringectomizado sobre sua condição. Isto pode ser feito pelo paciente ou por um representante do paciente.

8. Informar o(a) enfermeiro(a) chefe, médico responsável, e/ou representante do paciente se o cuidado não for adequado ou erros forem cometidos.

9. Solicitar que avisos informando os funcionários sobre o laringectomizado sejam colocados no quarto do paciente (**Figura 21**).

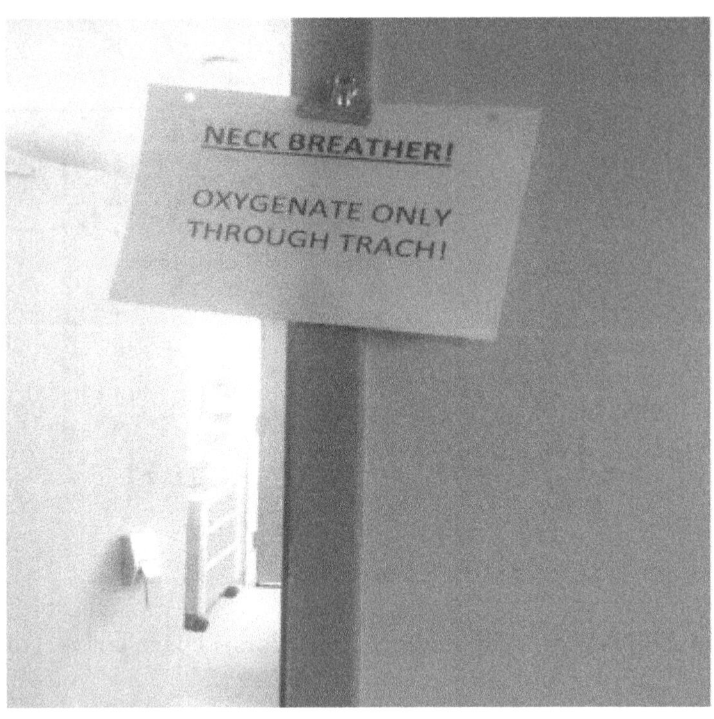

Figura 21: Avisos no quarto do paciente informando funcionários sobre o laringectomizado

10. Usar a pulseira de identificação do paciente do hospital no mesmo pulso onde está a pulseira indicativa de pessoa com traqueostomia (**Figura 22**). Devido a equipe constantemente conferir a pulseira do paciente, eles serão relembrados da condição do paciente.

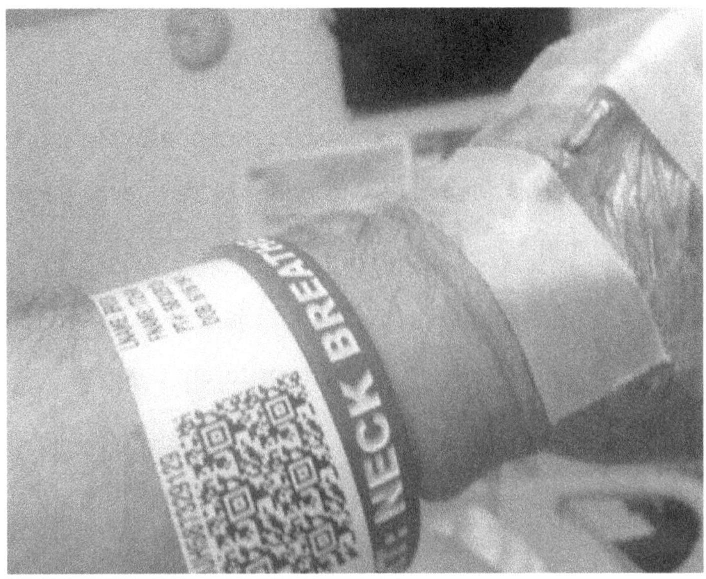

Figura 22: Uso das pulseiras de identificação de paciente no mesmo pulso

11. Certifique de que o laringectomizado consegue comunicar com a equipe. Aqueles que utilizam fala traqueoesofágica podem precisar usar métodos alternativos de fala como laringe eletrônica e/ou comunicar por meio de escrita e equipamentos que gerem fala, como laptops, smartphones etc.

12. Preparar um *kit* com informações e materiais essenciais quando for ao hospital. (ver acima)

Capítulo 7:

Orientações e cuidados com câncer de cabeça e pescoço durante a pandemia de COVID-19

Cuidados com câncer de cabeça e pescoço durante a pandemia de COVID-19

Um artigo especial publicado pelo Dr. Givi e colegas no jornal JAMA Otolaryngology-Head & Neck Surgery, apresentou orientações para exame físico e procedimentos cirúrgicos e não-cirúrgicos para cabeça e pescoço durante a pandemia de coronavírus (COVID-19).

Devido aos exames de cabeça e pescoço serem considerados de alto risco em pacientes com suspeita ou caso confirmado de COVID-19, os autores desenvolveram recomendações para profissionais da saúde baseadas em revisão da literatura e comunicação com médicos que têm conhecimento, em primeira mão, de procedimentos de segurança durante a pandemia de COVID-19.

As orientações estabeleceram que:

1. Consultas não-urgentes devem ser adiadas para limitar a transmissão para pacientes e profissionais da saúde. Isto pode incluir adiar consultas para pacientes com doenças benignas e para aqueles que passam por observação de rotina após tratamento para câncer de cabeça e pescoço.

2. Pacientes devem ser questionados por telefone sobre sinais novos e preocupantes, ou sintomas que possam indicar recorrência ou problemas pendentes, assim como sobre sintomas que indicativos de COVID-19.

3. Visitas clínicas presenciais devem ser oferecidas àqueles que correm risco significativo de desfechos negativos caso não haja avaliação.

4. Manter relacionamentos com pacientes e avaliações de suporte que possam ser feitas sem exames presenciais. Deve-se considerar o uso de telefone, vídeo ou

consultas por telemedicina.

5. Exames presenciais devem ser limitados a pacientes que necessitam de um exame completo de cabeça e pescoço (exemplos: visitas pós-operatórias, complicações na prótese traqueoesofágica, sintomas que possam indicar recorrência do câncer etc.). Orientações detalhadas são fornecidas para exames físicos e procedimentos associados.

Espera-se que seguir rotinas e procedimentos cuidadosamente planejados/ planeados permita que cuidados e ajuda adequados possam ser oferecidos, e contribua para proteger a segurança e saúde de profissionais da saúde e pacientes.

Para ler as orientações, vide link abaixo:

https://jamanetwork.com/journals/jamaotolaryngology/fullarticle/2764032 (em inglês)

Hennessy *et al.* apresentam considerações especiais e recomendações de melhores práticas ao lidar com pacientes de laringectomia total. Eles também discutem recomendações para pacientes de laringectomia e como minimizar exposições comunitárias.

https://authorea.com/users/5588/articles/440471-a-commentary-on-the-management-of-total laryngectomy-patients?commit=79a4762517151daa75e748822146d03e37328943 (em inglês)

Capítulo 8:

Casa à prova de coronavírus

Como deixar sua casa à prova de coronavírus

Ficar em casa tanto quanto possível é recomendado durante a pandemia de COVID-19. Entretanto, idas ao mercado ou farmácia serão necessárias em algum momento.

Visto que as recomendações para a COVID-19 podem mudar, é importante monitorar as orientações e atualizações da Secretaria da Saúde local.

A melhor estratégia é designar uma única pessoa em casa para ser a responsável por saídas até o mercado, farmácia, banco etc., de forma a limitar a exposição. Também pode ser útil criar uma estação de higienização do lado de fora da casa ou em um local ou espaço pouco utilizado onde comida embalada possa ser desinfetada ou armazenada.

Enquanto estiver fora de casa, o indivíduo deve:
- Evitar estar a menos de um metro de distância de outras pessoas
- Higienizar carrinhos e cestas ao fazer compras
- Usar sempre máscara, especialmente perto de outros
- Não é necessário usar luvas. No entanto, é importante lavar as mãos com frequência quando fora de casa e evitar tocar o rosto

Quando voltar para casa, o indivíduo deve:
- Lavar as mãos com água e sabão por 20 segundos
- Desinfetar embalagens de comida, e embalagens de comida para viagem, na estação de higienização
- Lavar verduras e legumes cuidadosamente antes de colocá-los na cozinha

Desinfetando
- Desinfete tudo que tenha sido tocado – maçanetas, interruptores, chaves, telefone, teclados, controles remotos etc.

- Use desinfetantes aprovados pela Anvisa (por exemplo, Lysol Spray Desinfetante) e deixe as superfícies úmidas/ húmidas por 3-5 minutos.

Entregas

- Peça que entregadores deixem a entrega na entrada ou em local indicado
- Se necessário ir até à porta, mantenha um metro de distância
- Pague e dê gorjetas online quando possível
- Depois de ir buscar a entrega, lave as mãos
- Mantenha caixas e correspondências na caixa de correio por um a dois dias antes de abri-las. Se isto não for possível, lave as mãos depois de manuseá-las

Lavagem de roupas

- Lave roupas, toalhas e roupas de cama regularmente na temperatura mais alta
- Desinfete também o cesto de roupas, ou use um forro removível
- Não agitar roupas sujas para evitar dispersão do vírus pelo ar

Visitas

- Não permita visitas enquanto for exigido distanciamento social
- Quando hospedar membro da família ou amigo, evite compartilhar espaços tanto quanto possível
- Quando necessário entrar em espaços compartilhados, manter distância de um metro

Se alguém em casa adoecer

- Primeiramente, consulte seu médico
- Isole o indivíduo em outro cômodo/ quarto e peça que ele(a) use um banheiro separado
- Desinfete superfícies tocadas diariamente com frequência
- Evite compartilhar objetos
- Use luvas quando lavar as roupas da pessoa adoecida
- Continue lavando as mãos com frequência
- Peça que o doente use máscara se ele(a) possuir uma

Materiais necessários

- Desinfetantes aprovados pela Anvisa
- Na ausência de desinfetantes, fazer uma solução de água sanitária misturando quatro colheres de chá de água sanitária por litro de água; ou usando álcool a 70%

- Detergente para lava-roupas
- Sacos de lixo
- Remédios prescritos (podem ser entregues)
- Comidas enlatadas – frutas, verduras e legumes, feijão
- Comidas secas – pães, massas, manteiga de amendoim e pastas de amêndoas/nozes/castanhas
- Comidas congeladas – carnes, verduras e legumes, frutas

Animais de estimação
- Supervisione o animal enquanto este estiver no quintal
- Mantenha distância de outros humanos quando brincar ou passear com seu animal de estimação
- Peça para alguém da casa cuidar do animal quando estiver doente
- Se necessário cuidar do animal enquanto estiver doente, lave as mãos com frequência

Este capítulo foi modificado a partir de um artigo escrito por Scottie Andrew, CNN.

As fontes das informações são:

Dra. Leana Wen, ex-secretária de Saúde da cidade de Baltimore, médica de emergência e professora de saúde pública na George Washington University em Washington.

Dr. Koushik Kasanagottu, médico residente de medicina interna no John Hopkins Bayview Medical Center em Baltimore, Maryland.

Dr. Richard Kuhn, virologista, diretor do Purdue Institute of Inflammation, Immunology and Infectious Disease e editor-chefe do jornal "Virology."

Centers for Disease Control and Prevention (Centros para Controle e Prevenção de Doenças).

Anexo

Recursos úteis:

- Informações da Sociedade Americana do Câncer sobre o câncer de cabeça e pescoço: http:// www.cancer.gov/cancertopics/types/head-and-neck/

- Informações da Sociedade Brasileira de Cirurgia de Cabeça e Pescoço sobre o câncer de cabeça e pescoço: http://www.sbccp.org.br

- Website do Grupo Brasileiro de Câncer de Cabeça e Pescoço (GBCP) na seção Informações aos pacientes: http://www.gbcp.org.br

- Website de apoio ao câncer no Reino Unido sobre o câncer de cabeça e pescoço: https://www.macmillan.org.uk/information-and-support/larynx-cancer

- Associação Internacional de Laringectomizados: http://www.theial.com/ial/

- Associação do Câncer de Boca e Garganta (Brasil): http://www.acbgbrasil.org

- Fundação do Câncer Oral: http://oralcancerfoundation.org/

- Fundação do Câncer de Boca: http://www.mouthcancerfoundation.org/

- Apoio para Pessoas com Câncer Oral e de Cabeça e Pescoço: http://www.spohnc.org/

- Movimento de Apoio a laringectomizados (Portugal); https://www.ligacontracancro.pt/servicos/detalhe/url/voluntariado-entreajuda-movaplar/

- Liga Portuguesa Contra o Câncro (Portugal): https://www.ligacontracancro.pt

- Um website que contém links úteis para laringectomizados e outros pacientes de câncer de cabeça e pescoço: http://www.bestcancersites.com/laryngeal/

- Newsletter para Laringectomizados do Dr. Itzhak Brook MD – Como laringectomizados podem lidar com a COVID-19 https://laryngectomeenewsletter.blogspot.com/

- Aliança do Câncer de Cabeça e Pescoço: http://www.headandneck.org/

- Comunidade de apoio à Aliança do Câncer de Cabeça e Pescoço:

http://www.inspire.com/groups/head-and-neck-cancer-alliance/

- WebWhispers: http://www.webwhispers.org/

- My Voice (Minha Voz) – Website de informações do Dr. Itzhak Brook MD: http://dribrook.blogspot.com/

- O Guia do Laringectomizado pelo Dr. Itzhak Brook MD. Formato Kindle disponível em https://amzn.to/33OWJM7. Download disponível em - http://www.gbcp.org.br/Guia_Do_Laringectomizado.pdf

- Brook I. My Voice: A Physician's Personal Experience with Throat Cancer. Createspace, Charleston SC, 2009. ISBN:1-4392-6386-8 Versão impressa e em formato Kindle em: http://goo.gl/j3r51V. Download gratuito em: https://dribrook.blogspot.com/p/my-voice physicians-personal-experience.html

Grupos de laringectomizados no Facebook:

- Laryngectomy Support

- Strictly speaking a laryngectomy

- Lary's speakeasy throat cancer group

- Survivors of head and neck cancer

- Throat and oral cancer survivors

- Head and neck cancer survivors

- Support for People with Oral and Head and Neck Cancer (SPOHNC)

- National Association of Laryngectomy Clubs (NALC)

- Webwhispers Facebook group

- Care givers for laryngectomees

Lista dos principais fornecedores médicos para laringectomizados:

- Atos Medical - EUA:

  http://www.atosmedical.us/
- Atos Medical - Brasil:

  https://www.atosmedical.com.br/
- Atos Medical - Portugal:

  https://www.atosmedical.pt/
- Bruce Medical Supplies:

  http://www.brucemedical.com/
- Fahl Medizintechnik:

  http://www.fahl-medizintechnik.de/
- Griffin Laboratories:

  http://www.griffinlab.com/
- InHealth Technologies:

  http://store.inhealth.com/
- Lauder The Electrolarynx Company:

  http://www.electrolarynx.com/
- Luminaud Inc.:

  http://www.luminaud.com/
- Romet Electronic larynx:

  http://www.romet.us/
- Ultravoice:

  http://www.ultravoice.com/
- Ceredas:

  http://www.ceredas.com/

Sobre o Autor

O Dr. Itzhak Brook é um médico especializado em pediatria e doenças infecciosas. Ele é professor de Pediatria na Georgetown University, em Washington D.C. e suas áreas de especialização são infecções de cabeça e pescoço e anaeróbicas, incluindo sinusite. Ele fez pesquisas extensas sobre infecções do trato respiratório e infecções após exposição a radiações ionizantes. O Dr. Brook serviu na marinha dos EUA por 27 anos. Ele é autor de seis livros didáticos médicos, 160 capítulos de livros médicos e mais de 770 publicações científicas. É editor de três revistas médicas e editor associado de outras quatro. O Dr. Brook é o autor de "Minha Voz - Experiência Pessoal de um Médico com Câncer de Garganta" e "Nas Areias do Sinai – A Visão de um Médico da Guerra de Yom-Kippur". Ele é membro do conselho da Head and Neck Cancer Alliance (tradução livre: Aliança para o Câncer de Cabeça e Pescoço). O Dr. Brook recebeu em 2012 o Prêmio J. Conley de Palestras de Ética Médica, da Academia Americana de Otorrinolaringologia - Cirurgia de Cabeça e Pescoço. O Dr. Brook foi diagnosticado com câncer de garganta em 2006 e se tornou um laringectomizado em 2008.

www.ingramcontent.com/pod-product-compliance
Lightning Source LLC
Chambersburg PA
CBHW080207250726
48657CB00008B/2491